# DE L'ACTION PHYSIOLOGIQUE

## ET DES

# PROPRIÉTÉS ANTI-PÉRIODIQUES

## DES SOURCES FERRO-ARSENICALES

## DE VALS

PAR

## LE DOCTEUR V. OLLIER,

ANCIEN INTERNE DES HÔPITAUX DE LYON.

MÉDECIN CONSULTANT A VALS

(ARDÈCHE).

LYON

IMPRIMERIE D'AIMÉ VINGTRINIER

Rue Belle-Cordière, 14.

—

1869

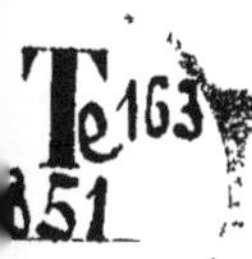

DES

# SOURCES FERRO-ARSENICALES DE VALS

# DE L'ACTION PHYSIOLOGIQUE

## ET DES

# PROPRIÉTÉS ANTI-PÉRIODIQUES

## DES SOURCES FERRO-ARSENICALES

## DE VALS

PAR

## LE DOCTEUR V. OLLIER,

MÉDECIN CONSULTANT A VALS (ARDÈCHE).

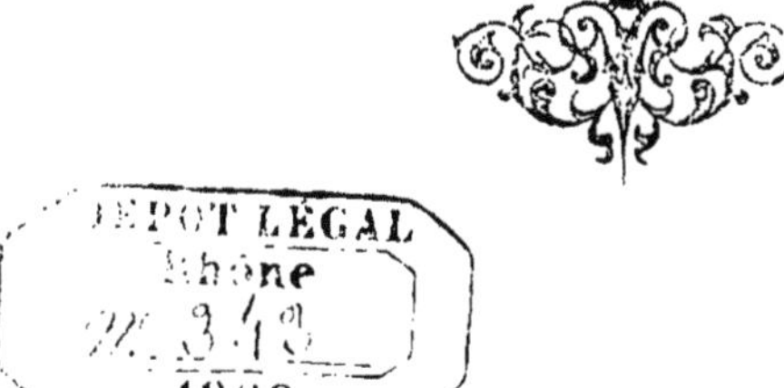



LYON

IMPRIMERIE D'AIMÉ VINGTRINIER

Rue Belle-Cordière, 14.

—

1869

# PROPRIÉTÉS ANTI-PÉRIODIQUES

DES

## SOURCES FERRO-ARSENICALES DE VALS

Les sources sulfo-ferro-arsenicales de Vals, ainsi dénommées par les chimistes qui les ont analysées, en raison des corps principaux qu'elles renferment, constituent un des groupes les plus intéressants de cette station. Ces sources sont la Dominique et la Saint-Louis : la première, de date assez ancienne, la seconde trouvée depuis quelques années à peine. Elles n'offrent aucune analogie avec les eaux sodiques, pures ou mixtes, leurs voisines, et elles en diffèrent radicalement, soit par leur composition chimique, soit par la grande majorité de leurs applications thérapeutiques. Comme principes minéralisateurs essentiels, nous trouvons relatés dans leurs analyses des sels de fer en grande abondance, de l'arsenic et de l'acide sulfurique libre. Comme action thérapeutique, elles jouissent depuis bien longtemps déjà, l'une des deux au moins, d'une réputation justement méritée dans le traitement des affections palustres anciennes et invétérées. C'est cette action que nous nous proposons d'étudier aujourd'hui, et c'est en comparant les résultats que nous avons obtenus nous-même avec les observations déjà publiées que nous allons essayer d'apprécier la valeur des eaux arsenicales de notre station dans les infections paludéennes. Mais avant d'aborder la partie thérapeutique proprement dite de cette étude, nous allons dire quelques mots sur l'action physiologique de ces sources, qui, nous le croyons du moins, méritent d'être regardées comme un médicament à part, remarquable surtout par la rapidité avec laquelle il reconstitue l'organisme. Il est possible, il est vrai, de saisir des analogies entre l'action de ce médicament et celle de chacun des corps principaux qui le constituent ; cependant les dissemblances qui l'en éloignent ne sont pas moins frappantes ; du reste la manière dont il se comporte avec les principaux systèmes de l'économie servira à nous éclairer sur les unes et sur les autres.

*Tube digestif.* — L'eau arsenicale de Vals a une saveur styptique très-marquée ; elle laisse au palais un arrière-goût d'encre prononcé. Elle excite l'appétit et creuse l'estomac. Quelquefois cependant, mais rarement, elle est trouvée lourde, pesante, et souvent alors elle fait naître une sensation de chaleur pénible au niveau du creux épigastrique. Prise à petite dose, son effet le plus habituel est une constipation qui persiste pendant toute la durée du traitement. On observe même parfois un résultat semblable quand elle est bue à haute dose, dix à douze verrées par jour. Mais le plus souvent alors, au bout du troisième ou du quatrième jour, quelquefois plus tôt, quelquefois plus tard, se produisent des évacuations alvines abondantes. Ces évacuations sont surtout bilieuses. Un fait digne de remarque c'est que chez les malades atteints de fièvres intermittentes, dans la majeure partie des cas elles ne brisent pas et ne diminuent pas les forces comme le ferait une diarrhée amenée par une toute autre cause. La production de cette hypersécrétion biliaire et intestinale paraît favoriser la diminution des empâtements abdominaux. Nous n'y attachons pas cependant une importance majeure, attendu que la guérison s'obtient aussi, bien que dans certaines de nos observations nous trouvions la constipation notée pendant tout le traitement. De plus cette diarrhée n'a aucune tendance à se transformer en dysenterie, fait commun dans celle qui est amenée par les sources alcalines. Si en effet on continue l'usage de ces dernières sources malgré la diarrhée, elles provoquent souvent alors de véritables selles dysentériques.

*Organes de la circulation et de la respiration.* — Ici nous rencontrons un phénomène qui tendrait bien à établir une certaine identité entre l'action de l'eau arsenicale et celle des produits arsenicaux pharmaceutiques ; nous voulons parler du sentiment de force musculaire et de l'aptitude plus grande pour la marche avec diminution de l'essoufflement qui s'observe chez les malades dès le début du traitement. Nous ne faisons pas bien entendu allusion à la diminution de la dyspnée que l'on obtient chez tous les anémiques après que l'on a administré les ferrugineux pendant un certain temps. Nos malades se disent plus forts et accusent une respiration plus facile dès les premiers jours et par conséquent bien avant que l'anémie ait pu être améliorée sérieusement. Nous trouvons cet effet constaté dans plusieurs des observations publiées par le docteur Chabannes, et nous l'avons nous-même observé un grand nombre de fois.

Un avantage précieux des sources que nous étudions, c'est que la fréquence de la toux n'est presque jamais augmentée par leur usage, et en cela elles diffèrent des préparations ferrugineuses ordinaires. Nous avons déjà vu beaucoup de phthisiques venir boire ces eaux et nous pouvons donner comme à peu près constants les deux résultats suivants : La toux n'est pas exaspérée et la production des hémoptysies n'est pas favorisée ; deux fois seulement nous avons été obligé de renoncer à l'usage de la Dominique chez deux malades dont le larynx était d'une susceptibilité excessive et chez lesquels la moindre dose d'eau déterminait la production de crachats sanguinolents. Nous insistons sur cette action des sources arsenicales sur les organes respiratoires parce que nous rencontrons ici un fait physiologique habituel , et aussi parce qu'il nous paraît répondre à l'objection la plus sérieuse que l'on ait faite au traitement de la phthisie par les eaux minérales. Pourquoi du reste ne pas admettre une action stimulante spéciale de l'eau arsenicale sur les nerfs vaso-moteurs du poumon? Action extrêmement précieuse puisqu'elle fait disparaître tous les inconvénients inhérents à l'administration des ferrugineux dans ce genre d'affections.

Nous ne rencontrons plus la même tolérance quand l'organe central de la circulation est primitivement atteint. Nos eaux arsenicales, qui sont souveraines pour calmer rapidement les palpitations quand celles-ci sont un des symptômes de l'anémie, les augmentent au contraire quand elles sont bues par des malades porteurs de lésions valvulaires du cœur. Ainsi chez un malade sujet à des crises d'asthme symptomatiques d'un rétrécissement de l'orifice auriculo-ventriculaire gauche, nous avons vu survenir un accès de suffocation très-pénible au troisième jour de l'usage de la Dominique. Chez un autre malade atteint d'une lésion organique du cœur, qui à la suite d'accès de fièvre intermittente répétés présentait un engorgement considérable du foie, les palpitations, la dyspnée augmentèrent et l'œdème des membres inférieurs prit un tel développement que le traitement dut être cessé après quelques tentatives infructueuses. Nous fûmes plus heureux chez un troisième malade qui depuis un rhumatisme aigu se plaignait de troubles dans la circulation cardiaque, et qui put suivre sa cure en usant de doses modérées, les doses ordinaires ayant augmenté les palpitations. Les sujets névropathiques, supportant mal les toniques et les ferrugineux, sujets à des palpitations avec irrégularités dans le rhythme, sont eux-mêmes parfois obligés de boire la Dominique par petites quantités. Les anémiques, au contraire, quels que soient la violence des palpitations qu'ils éprouvent et le désordre des battements du cœur, en retirent d'excellents effets, et elle agit et calme les palpitations avec une telle rapidité, qu'elle mérite d'être alors qualifiée de médicament sédatif.

*Téguments.* — L'eau arsenicale exerce sur la peau une action astringente assez marquée, la malade éprouve au sortir du bain une sensation de force particulière et de bien-être appréciable, surtout au moment des fortes chaleurs. Cette astringence est surtout évidente quand l'eau est employée soit en injections vaginales, soit en collyre dans les affections palpébrales. Bien souvent alors son emploi devient rapidement assez irritant pour amener plus d'acuité dans l'inflammation de la muqueuse. Aussi ne doit-on pas la conseiller pour le traitement des maladies de la peau toutes les fois que le derme est rouge, tendu, quand l'affection a de la tendance à passer de l'état chronique à l'état aigu. Les bains ne peuvent pas alors être assez continués pour arriver à un résultat satisfaisant. Une seule fois nous avons observé une éruption qui peut être rapprochée de celles qui se produisent dans le cours des traitements arsenicaux. C'était chez une malade atteinte de fièvre intermittente et qui après avoir bu pendant neuf jours à la Saint-Louis, à la dose de huit verrées chaque jour, se plaignit d'une démangeaison assez vive sur les deux avant-bras. En même temps se montraient dans ces régions des papules qui allèrent en se multipliant ; elles envahirent le dos de la main, les avant-bras, le cou et la face. Au sixième jour la peau de la face était tendue, luisante, et les paupières œdématiées. Le front quoique moins tuméfié présentait des papules très-nombreuses. La malade accusait de la lourdeur de tête, et il n'existait pas de fièvre. Il est à noter que jamais elle n'avait éprouvé la moindre affection herpétique et elle nous assura qu'elle était d'une impressionnabilité très-vive à l'action de certains médicaments, ainsi à celle de l'opium entre autres. Cette éruption a affecté la forme le plus souvent observée dans les exanthèmes arsenicaux. Le gonflement œdémateux des paupières est, d'après Isnard de Marseille, fréquent dans l'arsénicisme. Bien que Trousseau et Pidoux aient nié la spécificité de ces éruptions, il est impossible de ne pas les admettre quand on a lu les observations si concluantes d'Imbert-Gourbeyre. Elles sont rares, il est vrai, aussi sera-t-on moins surpris de ce que nous n'avons qu'un seul fait à citer. La dose d'arsenic absorbée par nos malades n'est jamais bien considérable, il n'est donc pas étonnant que le retentissement du traitement sur la peau soit exceptionnel. Nous rappelons du reste que le sujet de l'observation était d'une susceptibilité excessive.

*Sécrétions.* — Nous avons déjà parlé à propos de l'influence de l'eau arsenicale de Vals sur le tube digestif de la facilité avec laquelle elle amenait la diarrhée quand elle était prise à dose élevée. Nous avons dit aussi que cette diarrhée était le plus souvent bilieuse ; l'influence de ces sources sur les sécrétions biliaires nous paraît très-manifeste, elle est cependant loin d'être toujours apparente. Nous avons trouvé une constipation opiniâtre notée plusieurs fois, et c'est alors que l'élimination de l'eau s'opérait soit du côté de la peau, soit du côté des reins, ou par des sueurs, ou par des urines abondantes.

*Système nerveux et fonctions de nutrition.* — Le système nerveux central ressent dans certains cas assez vivement l'influence de l'eau arsenicale. Nous avons déjà parlé de la sensation de force et de bien-être que ressentaient les malades dès les débuts du traitement, indice de l'action ressentie par les nerfs du mouvement et par tout le système musculaire. Le bain d'eau ferro-arsenicale, surtout quand il n'est pas suffisamment mitigé, amène parfois des phénomènes d'excitation générale que l'on n'observe pas quand l'eau est prise en boisson seulement. Nous n'avons jamais vu après l'usage prolongé des eaux de la Dominique ou de la

St-Louis se produire les symptômes d'agitation nerveuse avec absence de sommeil qui n'apparaissent que trop souvent durant les
traitements par les eaux sodiques : quand elles sont mal tolérées,
elles manifestent toujours leur action soit par de la diarrhée, soit
par de la pesanteur et de la chaleur au creux épigastrique ; ici
l'intolérance se manifeste par des troubles survenus dans les fonctions d'un organe, mais la sensibilité générale n'a jamais à en
souffrir. Nous dirons même qu'elles possèdent une action séda-
tive spéciale dans les affections névralgiques affectant une certaine
périodicité, surtout quand ces affections sont sous la dépendance
d'un état anémique, et c'est aussi quand les phénomènes de né-
vropathie générale réclament directement les ferrugineux que les
effets immédiats sont les plus apparents. Nous avons déjà parlé
du retour de l'appétit, de la diminution de la dyspnée, des forces
plus grandes retrouvées par les malades, de la coloration rapide
des tissus chez les anémiques, c'est dire assez que le système
nerveux ganglionnaire est directement stimulé par l'eau minérale
et que les fonctions de nutrition s'activent et se régularisent sous
son influence.

Si nous résumons les faits physiologipues précédents, nous
voyons que les propriétés fondamentales des sources arsenicales
sont des propriétés reconstituantes. A ce point de vue, elles ont
les plus grandes analogies avec les agents principaux qui entrent
dans leur composition. Elles en diffèrent, toutefois, en ce qu'elles
sont beaucoup plus facilement tolérées par l'économie. Cette tolérance permet de les administrer alors que certaines contre-indi-
cations font rejeter les ferrugineux. Nous pourrons juger par les
observations suivantes de leur puissance reconstituante, supé-
rieure à celle des médicaments reconstituants habituels. Nous
avons aussi rencontré certains faits dans lesquels l'arsenic que
contiennent ces sources a joué le rôle prédominant. Ces faits
affectent les rapports les plus étroits avec ceux que l'on observe

quand les préparations arsenicales sont données à petite dose. Il ne faut donc pas, dans les observations qui vont suivre, s'attendre à trouver dans les sources en question un anti-périodique comparable, pour la sûreté d'action et la généralité de ses applications, au quinquina ou à l'arsenic donnés à doses élevées. A ce point de vue, il n'y a pas de comparaison à établir. Nous ne parlerons ici que de l'eau ferro-arsenicale naturelle, et non point de cette même eau concentrée par l'ébullition. Nous verrons cependant que, dans certaines conditions, quand le malade anémique éprouve des accès à retours plus ou moins rapprochés, quand les agents habituels ne peuvent empêcher les récidives et ne remédient pas à l'appauvrissement de l'organisme, alors la Dominique et la Saint-Louis, par l'énergie de leurs propriétés reconstituantes, peuvent supprimer les accès et procurer une guérison durable. L'arsenic qui entre dans la composition de ces sources suffit pour expliquer leur supériorité, leur adaptation toute particulière comme toniques dans le traitement des infections paludéennes, et nous donne aussi la raison des succès obtenus dans certains accidents périodiques qui ne sont pas entretenus par l'état anémique du malade ou qui sont complètement indépendants des fièvres d'accès. Du reste, ces développements thérapeutiques trouveront une place plus naturelle à la suite des observations que nous rapportons dans ce travail.

OBSERVATION I. — *Fièvre d'Afrique.* — *Trois récidives.* — *Accès revenant tous les soirs depuis deux mois.* — *Guérison radicale.*

M. M..., entrepreneur de routes, contracte les fièvres à Oran en décembre 1866. Il est adressé à Vals par le docteur Pleindoux, de Nîmes. Les accès prennent au début la forme tierce. Les accès sont suspendus une première et une seconde fois au moyen de fortes doses de quinine. La dernière récidive s'est produite en avril ; mais cette dernière fois, bien que la quinine ait été continuée assez longtemps, la guérison n'a jamais été complète. Depuis lors, en effet, le malade éprouve tous les soirs de l'agitation avec sensation pénible de chaleur. Au bout d'une heure environ, l'accès se termine par une sueur légère. Ces accès n'ont été modifiés en rien par la quinine donnée à plusieurs reprises. Les fonctions digestives se sont toujours accomplies très-régulièrement, et cependant le malade se plaint d'une très-grande diminution dans les forces musculaires : la marche est pénible. Les bruits du cœur sont normaux. L'abdomen a augmenté de volume. On perçoit à la palpation une sensation générale d'empâtement ; la rate et le foie sont légèrement tuméfiés. Le malade trouve que ses jambes ont beaucoup maigri.

M. M... est mis à la Dominique. 5 verres matin et soir. Cette dose est prise les 26, 27 et 28 juin. A cette date, le malade se dit déjà plus fort. 6 verres de la Dominique à prendre matin et soir.

3 juillet. L'eau prise à cette dose a déterminé au troisième jour des évacuations bilieuses très-abondantes et quelques nausées. Les selles sont très-fréquentes. 15 selles environ. Malgré cela, le malade ne se dit pas affaibli. Les accès diminuent de durée. Suspension de la Dominique.

8 juillet. Le malade a bu quelques verres de la Chloé. La diarrhée a bien diminué de fréquence, trois selles par jour. Le malade se dit très-bien ; il trouve que les forces augmentent chaque jour. Depuis quelques nuits, plus d'accès. Reprendre la Dominique à trois verrées matin et soir.

16 juillet. La diarrhée a continué jusqu'à ce jour. Elle n'a pas augmenté de fréquence depuis que le malade a été remis à la Dominique. Il part le 16 dans un état de santé excellent. L'abdomen a repris son volume habituel. La rate et le foie ne sont pas tuméfiés.

Août 1868. Le malade revient à Vals en 1868. Il a repris ses occupations habituelles dès son arrivée en Algérie, et bien qu'il s'exposât constamment aux causes de production les plus actives des fièvres intermittentes, il n'a pas éprouvé le moindre ressentiment. La guérison par la Dominique a donc été une guérison radicale.

OBS. II. — *Fièvres intermittentes anciennes ; jamais de guérison au moyen de la quinine. — Guérison radicale après un traitement de 16 jours par les eaux arsenicales de Vals.*

X...., 6 ans, a toujours eu une santé très-frêle. Il a été atteint de plusieurs des maladies habituelles de l'enfance ; nous citerons, entre autres, une pneumonie très-grave et une scarlatine suivie d'anasarque. Les débuts de ces affections furent marqués par de l'éclampsie. Fièvres intermittentes à l'âge de trois ans et demi, à accès intenses et souvent avec des crises d'éclampsie au commencement même de l'accès. Le sulfate de quinine a été donné méthodiquement et jamais cependant on n'a pu obtenir que des rémissions. Le dernier accès date de la fin de juin, et c'est le 21 juillet 1867 que le malade arrive à Vals, envoyé à cette station par le docteur Perrier, de Nîmes.

L'enfant est très-maigre, et bien qu'à un examen superficiel il paraisse jouir d'une bonne santé, il n'en a pas moins été éprouvé par les fièvres. Ainsi il éprouve de la lassitude musculaire au moindre exercice, et malgré l'appétit qui est soutenu et les digestions qui se font assez régulièrement, les forces et l'embonpoint ne reviennent pas. Le malade est mis aussitôt à l'eau de la Dominique, à la dose de deux verres le premier jour et à la dose de trois verres pour le lendemain.

27 juillet. Au troisième jour du traitement, léger accès de fièvre. Sulfate de quinine et quatre verres de la Dominique.

3 août. Le malade n'a pas pris la dose de quinine ordonnée. Les forces reviennent et le teint paraît meilleur. Même dose d'eau minérale.

10 août. Le malade a bu très-régulièrement la dose d'eau ordonnée. Une transformation complète s'est opérée dans l'état du malade, le teint est excellent, les forces sont plus grandes que jamais au départ de l'enfant. La Dominique a guéri sans action physiologique appréciable.

Janvier 1869. Nous avons eu des nouvelles de notre malade à cette date. Depuis le traitement suivi à Vals, l'enfant n'a pas eu le moindre ressentiment de fièvre. Depuis lors aussi la santé s'est maintenue excellente. Nous avons donc le droit de donner cette guérison comme définitive.

Obs. III. — *Fièvre intermittente tierce ; récidives de plus en plus rapprochées. — Légère hypertrophie du foie. — Anémie consécutive profonde. — Guérison.*

X..., 20 ans, contracte la fièvre il y a onze mois, après une chasse au marais. Les accès, très-violents et très-longs au début, revêtirent la forme tierce. La période de froid manquait, la période de sueur et de chaleur n'en avait pas moins vingt heures de durée. Ils avaient toujours de la tendance à se rapprocher. La quinine les supprima quinze jours après leur apparition. Le malade se croyait complétement guéri lorsque quatre mois après, en janvier, sans cause occasionnelle appréciable, les accès se reproduisent affectant la même forme, mais cette fois avec leurs trois stades bien caractérisés. La quinine est prise de nouveau, mais avec un succès moins complet qu'au début, les accès sont supprimés très-rapidement et cependant le malade reste pâle et ne retrouve plus ses forces. Seconde récidive en mars dernier, deux mois après ; la quinine procure une guérison encore moins complète. Nouveaux accès en mai, et enfin en juin du 12 au 19. Cette dernière fois la fièvre a revêtu le type tierce doublé, un violent accès alternant avec un petit accès. Délire au début des accès qui sont supprimés par de nouvelles doses de quinine. C'est à ce moment-là, dix jours après le dernier accès, que le malade est envoyé à Vals par le docteur Dussaud, de Nîmes.

Ce qui frappe le plus à l'examen du jeune X..., c'est l'aspect terreux de la face et les signes extérieurs d'une anémie profonde qui, en effet, s'est augmentée à chaque récidive. L'amaigrissement est considérable, la dyspnée très-prononcée ; il survient des palpitations et des sueurs au moindre mouvement. Il existe un bruit de souffle au premier temps et à la base. Le foie est légèrement hypertrophié ; la rate n'a pas augmenté de volume. Le malade accuse des douleurs au niveau des fausses côtes. L'appétit est diminué ; les digestions sont bonnes cependant.

25 juin. Six verres, Dominique ou Saint-Louis.

4 juillet. La Dominique a été très-bien supportée. Le malade se dit plus fort. Huit verres chaque jour.

9 juillet. Changement de coloration des téguments, augmentation de la force musculaire, presque plus de dyspnée. Dix verres chaque jour.

17 juillet. Le malade est transformé. Il part en se disant guéri. L'eau n'a

point déterminé de phénomène physiologique appréciable. Plus de dyspnée. plus de palpitations. L'appétit est excellent. Même état du foie. La guérison paraît être complète.

Janvier 1869. A cette date, M. le docteur Dussaud a bien voulu nous donner des nouvelles de ce malade : la guérison s'était maintenue ; on est autorisé à la regarder comme définitive.


Obs. IV. — *Fièvres intermittentes.— Accès plusieurs fois supprimés.— Malaises quotidiens mal caractérisés. — Guérison radicale au moyen de la poudre de quinine et de la Dominique.*


M. K..., de Francfort, 26 ans, contracte la fièvre intermittente à Lyon, il y a dix-huit mois. Antérieurement, à l'âge de seize ans, M. K... avait été atteint d'un rhumatisme articulaire généralisé subaigu qui s'accompagna d'endocardite. Depuis lors, troubles dans le rhythme des battements du cœur. Ces troubles disparurent brusquement après les premiers accès. La fièvre revêtit le type tierce ; l'intermittence fut rapidement guérie, mais il se développa des symptômes d'anémie qui nécessitèrent l'emploi des ferrugineux. Les accès reparurent un mois après à la rentrée du malade à Lyon. avec une violence excessive. Le malade fut envoyé dans le Midi pour se remettre. Quelque temps après les accès, se manifestèrent pendant un mois des malaises quotidiens, qui consistèrent en de la céphalalgie et une sensation de froid continue. Ces malaises nécessitèrent l'emploi plusieurs fois répété de la quinine. Ils se sont encore reproduits dernièrement, et ils n'ont cédé qu'à l'emploi simultané de la poudre de quina et de la Dominique prise pendant huit jours.

A son arrivée à Vals, le 6 septembre, quinze jours après la disparition des derniers malaises, le malade est encore très-faible, la marche est pénible ; il existe de la dyspnée, des palpitations sans irrégularités. On constate un léger bruit de souffle à la pointe et après le second point. La rate n'a pas augmenté de volume ; les digestions sont très-bonnes.

Nous mettons immédiatement M. K... à la Saint-Louis, à la dose de six verres. Cette dose ayant déterminé une légère agitation et quelques palpitations, nous la réduisons d'un tiers.

Ce traitement est ainsi continué pendant quatorze jours ; à ce moment l'état général du malade s'est grandement amélioré, le teint est plus coloré et les forces beaucoup plus grandes. Depuis quelques jours, cependant, malgré cette amélioration, le malade accuse le retour de quelques légers frissons suivis d'une céphalalgie de courte durée. Comme l'état du cœur nous empêchait d'augmenter la dose de la Saint-Louis, nous prescrivons 2 grammes de poudre de quina jaune à prendre le matin à jeun, deux jours de suite. Continuer la Saint-Louis à la même dose.

Le malade part le 28 septembre, n'éprouvant plus de céphalalgie depuis le quina, et en se disant beaucoup plus fort. En avril 1869. la guérison s'était maintenue aussi complète.

Obs. V. — *Fièvres intermittentes. — Anémie consécutive. — Guérison rapide.*

M. X..., 52 ans. est envoyé à Vals par le docteur Bonnes, de Nîmes, pour se guérir d'une anémie qui s'est dévelopée à la suite d'accès répétés de fièvres intermittentes. Ces fièvres contractées il y a onze mois en Camargue. ont toujours eu de la tendance à se montrer tous les trente jours environ, malgré le sulfate de quinine administré à de nombreuses reprises. La santé du malade s'était maintenue très-bonne, en apparence du moins. jusqu'à la dernière manifestation qui s'est produite il y a quarante jours. Depuis lors se sont développés des symptômes d'anémie palustre qui sont toujours allés en augmentant d'intensité.

A son arrivée à Vals, le malade accuse surtout une très-grande diminution des forces musculaires et une lassitude excessive dans les membres infé-rieurs. Il existe de la dyspnée, et bien que l'appétit se soit maintenu et que M. X... se nourrisse très-substantiellement, l'amaigrissement et la décolora-tion des tissus suivent toujours une marche progressive. La rate n'a pas augmenté de volume.

Le traitement est commencé le 17 juillet; le malade boit huit verres le premier jour et dix verres les jours suivants de l'eau des sources arsenicales. Dominique ou Saint-Louis. Dès les premiers jours, le malade accuse une sensation de force musculaire inaccoutumée depuis les derniers accès. Diarrhée tout à fait au début du traitement, qui a été suivie sans encombre jusqu'au 30 juillet. Un jour, cependant, il se produisit un léger malaise la nuit, qui fit redouter au malade un accès pour le lendemain. L'accès ne vint pas et le malade partit après un traitement de treize jours seulement dans un état de santé excellent. Les forces et la coloration des tissus étaient aussi satisfaisants qu'avant les fièvres.

Obs. VI. — *Fièvres intermittentes. — Anémie consécutive profonde. — Insuccès des préparations arsenicales et du quinquina. — Guérison.*

$M^{me}$ X.., 26 ans, contracte les fièvres il y a huit mois. Le premier accès fut très-violent et d'une telle intensité qu'il fut jugé prudent de donner immédiatement du sulfate de quinine. Les accès reparaissent sept mois après. Ils sont de nouveau supprimés au moyen du quinquina. Depuis la première manifestation de la fièvre, la santé ne s'est pas rétablie. La rate reste congestionnée et légèrement tuméfiée, et il s'est manifesté des symptômes d'anémie qui, malgré l'emploi prolongé des préparations arsenicales et du quinquina, ont toujours suivi une marche progressive.

La malade est adressée à Vals en août 1868, par le docteur Perrier, de Nîmes, dans un état peu satisfaisant. Nous constatons, à son arrivée, une tuméfaction légère de la rate, une décoloration de toutes les muqueuses, un bruit de souffle très-marqué sur le trajet des gros vaisseaux du cou. $M^{me}$X... se plaint de dyspnée, de palpitations et d'une faiblesse musculaire excessive ; l'appétit est bien diminué ; les règles, très-abondantes, se reproduisent tous les dix-huit ou vingt jours.

Le traitement est commencé le 10 août et l'eau arsenicale (Dominique ou Saint-Louis) est prise dès le début à la dose de huit verrées. Dès le quatrième jour, la malade se dit plus forte, et, à la date du 18 août, l'aspect extérieur des tissus est bien plus satisfaisant ; l'appétit est excellent et les digestions s'accomplissent sans fatigue.

28 août. Depuis deux jours, la malade a été obligée de diminuer la dose d'eau minérale, qui a amené de la constipation et du ballonnement du ventre. Elle dit, du reste, qu'elle ne boit plus qu'avec répugnance et qu'elle se trouve saturée. Le traitement est cessé le même jour et la malade part alllant très-bien. La rate n'est plus tuméfiée, la dyspnée a disparu, les palpitations sont rares et les forces sont complètement revenues.

Janvier 1869. Le docteur Perrier nous a donné des nouvelles de sa malade : les accès n'ont pas reparu et la guérison est regardée comme complète par notre confrère. Depuis quelque temps se sont montrés des symptômes de chlorose, mais qui n'ont aucun lien avec l'ancienne affection palustre.

OBS. VII. — *Fièvres intermittentes anciennes. — Retour des accès de plus en plus rapprochés. — Guérison.*

Mᵐᵉ R... est envoyée à Vals par le docteur Bonnes, de Nimes. Les fièvres avaient été contractées il y a trois ans pendant que la malade allaitait. Elles revêtirent tout d'abord le type tierce. La quinine fut donnée et les accès supprimés pendant un certain temps. Récidive au bout de quelques mois, suivie encore de guérison apparente au moyen du sulfate de quinine. Au début, la quinine coupait la fièvre pour trois mois, puis pour un mois, aujourd'hui enfin la même dose du médicament ne supprime les accès que pendant dix jours. Jamais la malade n'a laissé venir deux accès, la quinine était toujours prise dès la première manifestation de la fièvre. Il n'existe pas d'engorgement soit du foie, soit de la rate. Mᵐᵉ R... dit se porter très-bien. Elle ne peut plus cependant supporter la marche comme autrefois : il survient très-vite de la dyspnée et de la lassitude musculaire. Tempérament lymphatique.

Dès le début du traitement, 9 juillet, la Saint-Louis est prise à la dose de huit verres chaque jour. Dix jours après la malade se plaint de démangeaisons assez vives sur les deux avant-bras. Nous observons une rougeur assez marquée de la peau avec quelques élevures papuleuses. Deux jours après nous revoyons la malade : l'éruption s'est étendue sur les deux mains, à la face la peau est tendue, luisante, les paupières sont œdématiées. Les papules se sont multipliées surtout sur les deux avant-bras ; à la face elles sont beaucoup plus discrètes, quoique très-nombreuses. La tête est lourde ; mais il n'existe pas de céphalalgie véritable. Point de fièvre, appétit conservé, constipation. Suppression de l'eau minérale. Laxatif à l'huile de ricin.

29 juillet. La peau s'est flétrie peu à peu. Il n'existe plus de prurit. Reprendre l'eau minérale aux mêmes doses.

14 août. La malade n'a pas éprouvé d'autre effet physiologique apprécia-

ble de l'eau prise en boisson. Il est à noter que les accès qui se reproduisaient avant le traitement, tous les dix jours, ne se sont pas montrés depuis les premiers jours de juillet ; la malade peut être regardée comme guérie.

Obs. VIII. — *Anciennes fièvres d'Afrique.* — *Sueurs abondantes se produisant à la même heure toutes les nuits.* — *Guérison.*

M. D.., 54 ans, est envoyé à Vals par le docteur Rondet, de Miribel. Le malade éprouve depuis de longues années des symptômes dont il est assez difficile de trouver la cause réelle. Chaque nuit, à la même heure, le malade est réveillé avec une sensation de malaise indéfinissable d'anxiété au creux épigastrique. Il se sent pris de lassitude et de chaleur excessives, après une heure environ des sueurs abondantes jugent le tout.

L'estomac fonctionne très-bien, les digestions sont parfaites ; il n'y a jamais rien eu de saillant du côté des organes thoraciques. Nous ne retrouvons dans les antécédents que deux maladies sérieuses à noter : des fièvres intermittentes contractées en Afrique il y a vingt ans, qui furent très-rebelles et persistèrent pendant huit mois, et une diarrhée très-grave en Italie, en 1849. Depuis lors, la santé générale paraît avoir été bonne, le malade dit n'avoir conservé de ses deux maladies qu'une très-vive impressionnabilité pour le froid. Bien que la Dominique et le vin de quina pris à domicile aient légèrement amélioré cet état, nous avouons être très-indécis sur la nature réelle de ces accidents.

Nous mettons le malade à l'usage de la Dominique ou de la Saint-Louis, à dose de quatre verrées, avec la recommandation de pousser rapidement jusqu'à dix verrées chaque jour. Au dixième jour les nuits étaient devenues excellentes, et depuis lors toute fatigue et les sueurs avaient entièrement disparu. Les sueurs n'avaient pas cessé brusquement, depuis quelques nuits elles avaient progressivement diminué d'abondance. Le traitement n'a rien présenté de bien saillant. Il y a eu de la diarrhée pendant un jour seulement.

Le docteur Rondet, de Miribel, a bien voulu nous donner des nouvelles du malade un mois après la cure : la guérison s'était maintenue.

Obs. IX. — *Fièvres intermittentes anciennes. — Engorgement considérable du foie et de la rate. — Récidives fréquentes.. — Amélioration au moyen de la quinine et de la Dominique données en même temps. — Insuccès définitif.*

X.... enfant âgé de 6 ans, contracte les fièvres en 1865. Des doses considérables de quinine ont été absorbées. Les accès étaient supprimés pour un mois environ. Depuis deux mois ils se montrent plus fréquemment : la quinine a moins de prise sur l'intermittence et depuis lors aussi l'augmentation de volume du foie et de la rate a toujours suivi une marche progressive.

A l'arrivée du malade, envoyé par le docteur Bonnes, de Nimes, nous constatons une tuméfaction énorme de la rate. Cet organe dépasse l'ombilic de 4 centimètres environ : il est très-dur à la pression, que l'on peut exagérer sans provoquer la moindre douleur : le foie paraît aussi plus volumineux qu'à l'état normal. La fièvre a revêtu le type quarte et le malade a éprouvé trois violents accès immédiatement avant son arrivée; la dernière dose de quinine a été donnée il y a un mois environ. Depuis cette récidive seulement, le teint de l'enfant est devenu jaune terreux, et malgré ces apparences de cachexie, une fois l'accès passé, l'enfant court, joue et mange comme s'il était en parfaite santé.

9 Juillet. L'accès revient régulièrement; il dure quatre heures environ. Six verres de la Dominique à prendre dans la journée.

13 juillet. Les accès se sont rapprochés. Ils se sont montrés tous les jours avec leurs stades marqués. Le malade n'a pris que quatre verres de la Dominique par jour. Id. et 0,30 sulf. de quinine. Répéter la même dose de quinine le 14 et le 17.

17 juillet. Les accès ont été supprimés depuis le 13: la rate a déjà diminué de volume; le malade a eu un peu de lassitude après une indigestion. Il est

assez difficile de reconnaître un accès dans cette fatigue : il n'y a eu ni frissons ni sueurs. Continuer la Dominique.

26 juillet. L'état général s'améliore toujours. Comme l'enfant ne veut pas dépasser la dose ordonnée d'eau naturelle, ajouter aux quatre verres un flacon Saint-Louis concentrée, à boire dans la journée.

31 juillet. Pas de nouvel accès : la rate a considérablement diminué de volume. Un flacon Saint-Louis concentrée. Même dose de la Dominique naturelle.

1er août. Un accès de peu de durée se montre alors que rien ne le faisait prévoir, alors que le malade paraissait se trouver très-bien du traitement. Accès le 2 et le 3. Nouvelles doses de quinine, continuer la Dominique.

14 août. Bien que les accès ne se soient plus montrés depuis le 3 août, le malade a cependant repris le teint terreux et la rate a augmenté de nouveau de volume. Il part dans le même état qu'à son arrivée et sans avoir retiré aucun bénéfice de son traitement. Il est à noter toutefois que, depuis le 1er août, l'eau de la Dominique a été prise à doses très-minimes et très-irrégulières.

OBS. X. — *Fièvre intermittente. — Accès rares, intenses et réguliers. Pas d'anémie apparente. — Insuccès.*

M. T..., 25 ans, arrive à Vals le 5 juillet, envoyé par le docteur Dussaud, de Nîmes. Ce malade, dyspeptique, contracte les fièvres d'accès en septembre 1867. Les accès, supprimés au moyen de la quinine, reparaissent en mai et en juin. Les accès sont intenses, avec leurs trois stades bien marqués, et ils laissent le malade brisé pendant quelques jours. Nous ne constatons pas d'hypertrophie de la rate ; le malade est maigre, mais cet amaigrissement des tissus est antérieur aux accès de fièvre et n'a pas augmenté depuis.

Nous prescrivons six verres de Dominique ou Saint-Louis, avec la recommandation d'aller jusqu'à huit verres si l'eau est bien supportée par l'estomac.

12 juillet. L'eau a été prise exactement, si ce n'est hier, jour où elle a été

trouvée lourde. Aujourd'hui, accès de fièvre bien marqué, mais de peu de durée. Ces accès ont toujours été jusqu'ici les précurseurs d'accès plus violents, survenant le lendemain et le surlendemain. Huit verres d'eau minérale et douche froide pour les jours suivants.

20 juillet. Pas de nouvel accès ; le malade le redoute toujours. Même traitement et un flacon de Saint-Louis concentrée à prendre dans la journée.

21 juillet. L'accès est revenu malgré le flacon de Saint-Louis concentrée. À prendre 0.75 de sulfate de quinine dès la fin de l'accès.

22 juillet. Le malade ne se sent pas brisé comme après les autres accès. Huit verres eau minérale.

28 juillet. Le malade part sans avoir éprouvé d'effets soit physiologiques, soit curateurs de l'eau arsenicale. L'absence de faiblesse après les accès peut tout aussi bien être rapportée à la douche froide. Le docteur Dussaud a, du reste, été obligé de recourir deux fois à la quinine depuis le retour du malade de Vals.

Les observations précédentes ne sont pas les seules qui aient été publiées. La plus ancienne des deux sources arsenicales de Vals tire son nom d'une cure opérée sur un moine dominicain, qui vint se guérir à Vals d'une fièvre quarte rebelle. Dans le *Traité des eaux de Vals* paru en 1865, par le docteur Chabannes, nous trouvons 6 observations, 4 ont été suivies de guérison ; sur 2 malades on n'obtint aucun résultat. Dernièrement, le docteur Clermont en a publié 5 autres dans la *Gazette des hôpitaux*; il n'a enregistré que des guérisons. Nous avons été moins heureux, puisque sur 10 observations nous avons à regretter 2 insuccès complets.

Il est à remarquer tout d'abord que dans toutes ces observations on n'a jamais obtenu la cessation des accidents périodiques après une seule dose d'eau minérale prise en un seul jour ; les accidents n'ont jamais été suspendus brusquement ; mais toujours quand ils se reproduisaient à assez courts intervalles on les a d'abord vu diminuer d'intensité, puis décroître graduellement pour arriver à une disparition complète. Ce dernier aperçu suffit pour rendre impossible tout parallèle à établir entre l'énergie d'action de la quinine, de l'arsenic ou de l'hydrothérapie et celle des eaux arsenicales naturelles dans la suppression rapide des manifestations de la fièvre.

Si nos eaux ne peuvent pas supprimer les accès d'emblée et si cependant elles peuvent les faire disparaître au bout de quelques jours, comment agissent-elles ? Nous croyons que c'est surtout en reconstituant l'individu et en guérissant l'anémie palustre, anémie qui laisse toujours renaître de nouvelles manifestations. Dans nos six premières observations, les malades étaient tous plus ou moins anémiés. Le sujet de l'observation I ne pouvait marcher sans fatigue, l'abdomen était empâté, les jambes avaient maigri. Les symptômes de l'appauvrissement de sang sont encore plus marqués chez les malades II, III, IV et V. Chez le malade VII nous n'avons à noter qu'un tempérament lymphatique ; il existait cependant une lassitude facile après la marche et de la dyspnée. Les malades guéris par le docteur Clermont étaient anémiques à des degrés divers, et chez ceux dont l'observation est rapportée par le docteur Chabannes, nous trouvons chez plusieurs des symptômes d'anémie accusés et bien accentués, tandis que rien de pareil ne se rencontre dans les deux cas où les malades furent renvoyés non guéris. Notons aussi que chez notre malade X, bien que les fièvres eussent été contractées depuis un an, les accès ne déterminaient qu'une faiblesse passagère et que peu de jours après les forces revenaient aussi grandes. Notre malade IX ne conservait son teint terreux que momentanément, et nous avons vu que malgré le développement considérable de la rate, une fois la fièvre passée, il jouait, courait comme s'il n'eût pas été malade et ne paraissait nullement affaibli. Ce dernier fait viendrait, du reste, à l'appui de l'opinion soutenue par Delioux de Savignac, qui avance dans le *Dictionnaire encyclopédique des sciences médicales,* art. ARSENIC, que les préparations arsenicales sont bien moins efficaces que le quinquina pour résoudre les engorgements anciens de la rate.

La guérison dans les cas favorables s'obtient en même temps qu'un changement complet s'opère dans l'état général. Il est à noter que plusieurs de ces malades n'avaient pu être guéris soit par les ferrugineux, soit par le quinquina, soit par l'arsenic pris pendant longtemps comme toniques. Ces observations démontrent clairement la supériorité de nos eaux arsenicales comme agents reconstituants. Cette supériorité est, du reste, encore affirmée par le fait suivant que nous tenons à signaler, nous voulons parler de l'absence de récidives. Tous les malades qui sont partis guéris de Vals l'ont été complètement et solidement ; toutes les fois que les accès ont été supprimés, ils n'ont plus reparu. Nous avons eu des nouvelles de la plupart de nos malades et toujours les renseignements ont été confirmatifs. Est-il à dire pour cela que jamais il ne se produise de récidives après les cures opérées par l'eau arsenicale de Vals ? En raisonnant par analogie, il est bien probable que non. Les observations publiées ne sont pas assez nombreuses. En tout cas, il est permis d'avancer, d'après les résultats obtenus, que si les accès reparaissent, ce sera exceptionnellement et bien rarement.

L'absence de symptômes d'anémie n'est pas la seule cause d'aggravation du pronostic. Il faut tenir compte aussi et de la forme des accès et du peu de temps qui sépare leur apparition successive. Quand les accès sont bien accentués et très-rapprochés, il est prudent de recourir à l'emploi de la quinine donnée concurremment à l'eau arsenicale. Nous avons vu que dans l'observation IX nous n'avons obtenu une diminution dans le volume de la rate qu'en faisant prendre de la quinine à notre malade. Nous avons fait de même chez le malade de l'observation V. Dans des conditions pareilles, il est encore heureux de pouvoir enregistrer quelques succès alors que tous les moyens ordinaires ont échoué.

Bien que les eaux ferro-arsenicales soient anti-périodiques surtout parce qu'elles sont reconstituantes, bien que cette propriété reconstituante soit leur propriété fondamentale, il est cependant certains accidents intermittents, de nature variée, qui ne peuvent pas être rattachés à un état anémique et qui ont été guéris soit par la Dominique, soit par la Saint-Louis. Ces succès doivent bien être attribués à la présence de l'arsenic dans ces sources. Le fait de notre malade de l'observation VIII nous paraît devoir être rangé dans cette catégorie. Nous avons vu aussi une diabétique qui tous les soirs se plaignait de chaleur dans la paume des mains, de céphalalgie ; ces symptômes se reproduisaient à la même heure et ils se jugeaient après une heure de durée par une sueur légère. Cet état, qui avait résisté à l'eau froide et à nos eaux sodiques, disparut au bout de quelques jours après l'usage de la Dominique. Notre confrère, le docteur Saladin, nous a dit avoir vu guérir un urticaire à forme intermittente, après une cure par l'eau de cette dernière source.

Les symptômes névralgiques se reproduisant périodiquement, à accès plus ou moins rapprochés, sous la dépendance de l'anémie ou de la chlorose, sont assez communs. La guérison de ces épiphénomènes cède habituellement aux anti-périodiques habituels et aux ferrugineux. On observe cependant parfois des cas rebelles : ou bien le fer est mal supporté, et alors l'économie ne peut être assez reconstituée, ou bien encore le symptôme semble s'émanciper de la cause qui l'a produit en premier lieu ; et l'état anémique guéri, la douleur névralgique n'en persiste pas moins. Dans des circonstances pareilles, on peut ordonner nos eaux ferro-arsenicales avec grandes chances de succès. Elles sont généralement bien supportées quand l'indication des ferrugineux est clairement démontrée, et par la sûreté avec laquelle elles amènent la disparition des phénomènes douloureux ou ceux tenant à une perversion du système nerveux, elles méritent réellement alors, mais seulement alors, le nom d'eaux sédatives. L'acide sulfurique unit son action tonique à celle du fer, et l'arsenic ajoute un degré de puissance de plus pour combattre l'élément douleur. Voici, du reste, une observation de névralgie faciale à accès intermittents plusieurs fois supprimés par la quinine, qui a disparu complètement après l'usage des eaux ferro-arsenicales de Vals.

Obs. XI. — *Névralgie faciale. — Plusieurs récidives après l'administration de la quinine. — Guérison.*

Mᵐᵉ X..., 10 ans, est prise, après des fatigues excessives et des préoccupations tristes prolongées, de tous les symptômes d'une névralgie faciale intense à forme intermittente tierce régulière. Les premières crises se produisent en mars. La douleur, qui siége dans le côté gauche de la face, est surtout violente au-dessus du sourcil et dans la joue. Le sulfate de quinine est administré et la guérison paraît assurée pendant un mois entier. En mai, première récidive ; les accès sont de nouveau supprimés au moyen de la quinine. Ils ne se montrent plus pendant les deux mois de mai et de juin. Cependant la malade n'est pas guérie, attendu que depuis lors il a existé une céphalalgie constante disparue spontanément depuis quelques jours à peine. Le 1ᵉʳ juillet, sans cause appréciable, accès très-violent ; le 2, calme complet. Nous voyons la malade pour la première fois le 3 juillet, bien qu'elle fût arrivée depuis quelques jours à Vals, où elle avait bu un peu à toutes les sources. L'appétit est perdu. Symptômes d'anémie commençante.

3 juillet. Au moment même où la malade vient nous trouver, elle ressent dans toute la joue gauche les tiraillements du début de l'accès. Quatre verres de Dominique à prendre chaque jour. Mᵐᵉ X. ne peut rester à Vals que quelque heures ; c'est pour cette raison que nous n'ordonnons pas une dose plus forte.

7 juillet. Nouvel accès le 6 assez intense : l'appétit est meilleur. Prendre dix verrées Saint-Louis ou Dominique chaque jour.

14 juillet. La malade a pris dix verrées le 8 juillet seulement. Suspension de tout traitement pendant six jours. Le 9, accès très-violent ; le 13, nouvel accès, mais plus court.

La malade reprend son traitement le 14, et pendant quatre jours elle boit dix verrées chaque jour. La névralgie ne reparaît plus que le 26 et le 27. Pendant neuf jours entiers la malade avait cessé tout traitement.

27 juillet. La Dominique est reprise à la dose de dix verrées chaque jour et elle est ainsi continuée pendant six jours.

25 août. La malade n'a pas eu d'accès depuis le 27 juillet. La guérison a été obtenue sans effet physiologique appréciable. Les dix verrées n'ont occasionné ni nausées, ni diarrhée ; l'appétit est vite revenu. Il n'existe plus aucun signe d'anémie.

Cette observation est concluante en faveur de l'action de la Dominique sur les névralgies périodiques tenant à un état anémique. Voilà en effet une névralgie que la quinine, un régime tonique et des médicaments reconstituants n'avaient pu complètement guérir et qui disparaît après un traitement de quelques jours. Nous pourrions, du reste, rapprocher de ce fait l'observation d'une autre malade, que nous abrégeons le plus possible.

OBS. XII. — M<sup>me</sup> D... souffrait depuis de longues années de céphalalgie violente chaque mois au moment des règles qui étaient très-abondantes. Depuis deux ans à la céphalalgie succédaient régulièrement des crises de gastralgie atroces, de six à huit heures de durée. Les ferrugineux avaient été impuissants sur le symptôme douleur, bien que l'écoulement des règles fût devenu moins abondant après leur emploi et bien que l'état général se trouvât meilleur. M<sup>me</sup> D. vient faire une première saison à Vals en 1867, où elle boit à la Dominique. Pendant six mois après cette première saison, les règles s'accomplissent sans la moindre apparition ni de céphalalgie ni de gastralgie. Pendant les six autres derniers mois de l'année, il se produit, il est vrai, une céphalalgie légère qui ne pouvait en rien être comparée aux douleurs d'autrefois. M**e D. revient à Vals en 1868 : nous lui faisons subir un nouveau traitement par la Dominique et la Saint-Louis. Elle a ses règles à la fin de la cure et tout se passe sans douleur.

La supériorité de l'arsenic sur le quinquina dans le traitement des névralgies périodiques a été prouvée par Fowler et l'efficacité de cet agent dans les névroses a été clairement démontrée par les travaux de Millet (de Tours), de Garin et de Teissier (de Lyon). Les résultats que nous obtenons à Vals dans les troubles nerveux divers tenant à l'anémie et à la chlorose, dans certains accidents intermittents à caractère obscur peuvent s'expliquer et se justifier facilement quand on connaît la composition chimique des sources ferro-arsenicales de cette station.

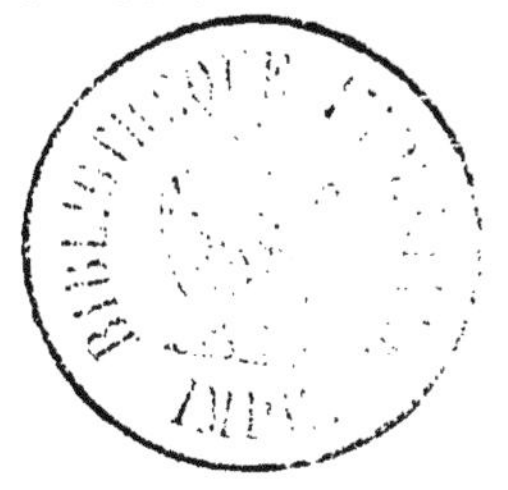